シニアの漢字トレーニング②

コピーして使えるシニアの漢字なぞなぞ&クイズ

脳トレーニング研究会編

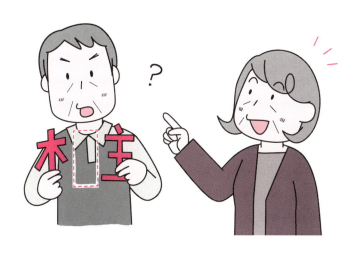

黎明書房

はじめに

　この漢字トレーニングシリーズの一番の名物は、なんといっても漢字判じ絵（なぞなぞ）です。

　例えばこの本の 48 ページに、間が 3 つ並んでいます。いったいなんと読むのでしょう。「ま・ま・ま」ではありません。ヒントは、「魚の名前」です。

	間	
間		間

　ついで、皆さんがいつも使っている 2136 字ある常用漢字からの問題です。常用漢字と思う存分遊びましょう。

　それから、小学校で習う漢字への挑戦問題です。

　漢字で記憶力アップをする遊びもあります。

　このように、漢字を楽しみながら脳トレーニングもできるという充実の 1 冊です。

　読者のみなさんを決してあきさせません。

　問題でちょっと無理をしているところもあるかもしれませんが、あくまでお楽しみですので、ご寛恕（かんじょ）のほどを。

　なお、小学校で習う漢字（1026 字あります。もちろん常用漢字に入ります）は、2020 年 4 月 1 日から施行されます新しい小学校学習指導要領の「学年別漢字配当表」によりました。

　この本を施設などで使われるときは、適宜コピーしてください。

　できても、できなくても楽しく笑ってください。

　では、漢字トレーニングをお楽しみください。

2019 年 1 月

脳トレーニング研究会

もくじ

はじめに　1

1　隠れている漢字はなんでしょう　小学校1年生編　5
2　隠れている漢字はなんでしょう　小学校2年生編　6
3　お寿司屋さんのネタ　7
4　町の案内板，間違い探し　8
5　貼り紙を裏から見ると　10
6　漢字なぞなぞ①　11
7　人気！　漢字判(はん)じ絵(え)①　12
●　漢字クロスワードパズル　ライト級　14
8　真ん中の漢字は？　15
9　"ワ"の常用漢字を完全制覇(せいは)　16
10　"ロ"の常用漢字を完全制覇(せいは)　18
11　こんな漢字あったっけ　21
12　人気！　漢字判(はん)じ絵(え)②　22
●　漢字クロスワードパズル　ミドル級　24
13　街で見かけたおかしな漢字　25

もくじ

14 似た物熟語クイズ 26

15 漢字なぞなぞ② 28

16 読めると嬉しくなる漢字10 29

17 定番二字熟語漢字パズル① 30

18 よく見かけるけど，どんな意味？ 31

19 人気！ 漢字判じ絵③ 32

20 この文章，読めますか？ 34

21 漢字で記憶力アップ！① 35

22 定番二字熟語漢字パズル② 37

23 点ある？ ない？ クイズ 38

● 漢字クロスワードパズル ヘビー級 40

24 漢字早口言葉 41

25 同音異義語を楽しもう 42

26 二通りの読み方がある漢字を楽しもう 44

27 漢字で記憶力アップ！② 45

28 漢字の貨物列車 47

29 人気！ 漢字判じ絵④ 48

30 三字熟語，四字熟語を探そう 50

31 俳句や蛸はどう数えるの？ 52

32 伏字を楽しむ 53

33 縦の棒，横の棒 54

34 一石二鳥 55

35 常用漢字に挑戦　熟語編 56

解答 58

＊イラスト・さややん。

1 隠れている漢字はなんでしょう 小学校1年生編

　漢字が、いろいろな形の後ろに隠れています。全部小学校1年生で習う漢字です。
　では、挑戦！

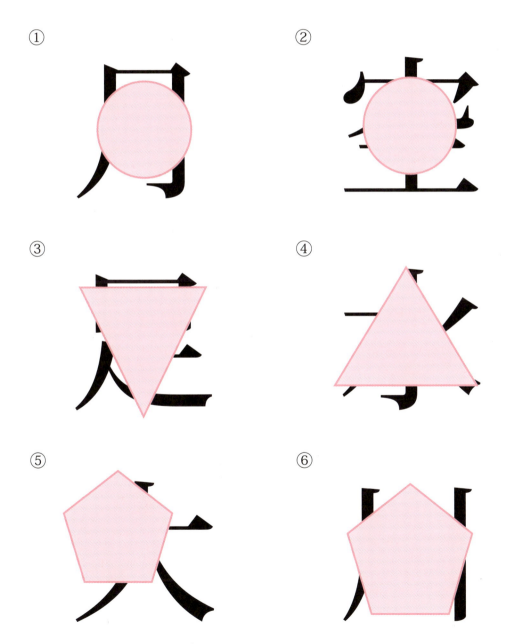

2 隠れている漢字はなんでしょう　小学校2年生編

小学校2年生で習う漢字が，いろいろな形の後ろに隠れています。
では，挑戦！

① 道

② 絵

③ 読

④ 待

⑤ 形

⑥ 社

3 お寿司屋さんのネタ

お寿司屋さんで人気のネタです。読んでください。そして，勢いよく注文しましょう。

① 鮪　　ま○○

② 鯛　　た○

③ 海老　○び

④ 烏賊　○か

⑤ 鯖　　○ば

⑥ 海胆　う○

⑦ 鮟　　は○○

⑧ 鮃　　○○め

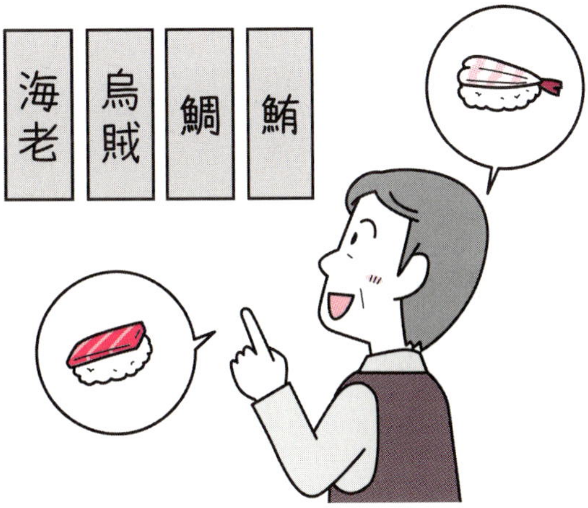

4　町の案内板，間違い探し

　案内板があります。でも，漢字の使い方が間違っています。正しい漢字にしてください。

① ○△銀行へはこの交左点を右折してください

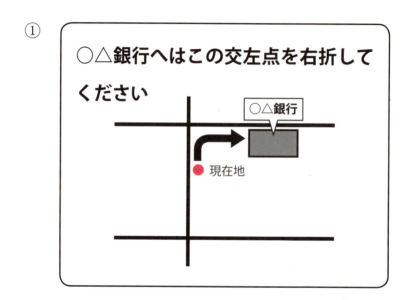

② 子供公演は五百メートル先にあります

③ 今日の天気予報　午後から飴

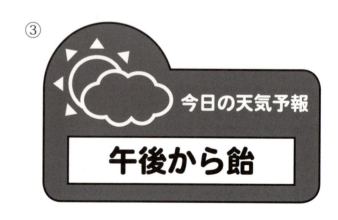

④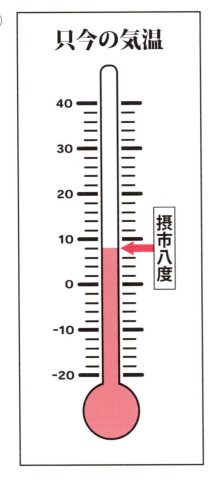

⑤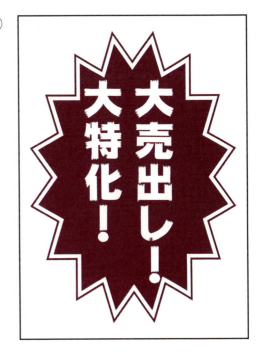

⑥ 地火鉄入り口

⑦ 敷地内遠り抜け
禁止

5　貼り紙を裏から見ると

裏から見た貼り紙です。すばやく読んでください。

① 火気注意

② 駐車禁止

③ 只今営業中

④ 非常口

⑤ 自家製麺

6　漢字なぞなぞ①

次の漢字はどんな漢字でしょう。あてててください。

① 人偏を取ると，大きな動物になる漢字は，なんという漢字でしょう？

② 1つ，2つ，3つと増えて行くとだんだん大きなものになる漢字は，なんという漢字でしょう？

③ 点を1つ取ると，平たい食器になる漢字は，なんという漢字でしょう？

④ 爪という字によく似ている野菜はなんでしょう？

⑤ 黒に土を加えるとなんになるでしょう？

⑥ 水をこおらす，一番簡単な方法は？

7 人気！ 漢字判じ絵①

何と読むでしょう。

①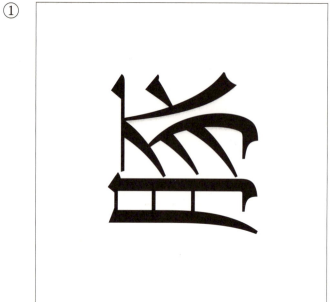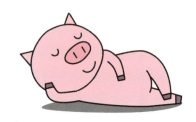

②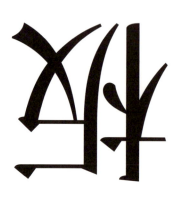

＊ヒント：国の名前でもあり，魚の名前でもあもあります。

③

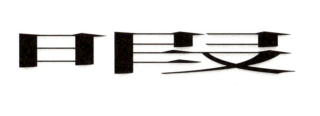

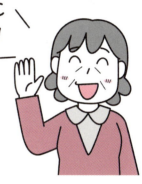

④

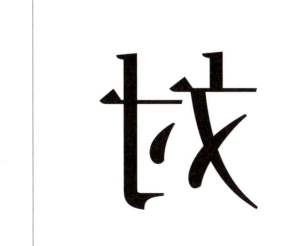

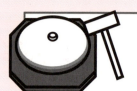

漢字クロスワードパズル

ライト級

1マスに漢字1字を入れてください。

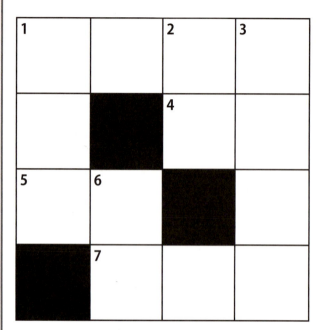

タテの鍵
1　地球外の生命体。
2　まったくおなじこと。
3　まったく連絡がないこと。
6　県のトップ。

ヨコの鍵
1　みんなが口をそろえて同じように言うこと。
4　最初の手紙。第○○。
5　ひとのちえ。
7　あることの経過や理由をよく知っている人。

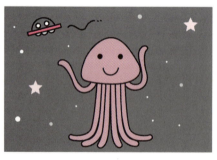

おまけ

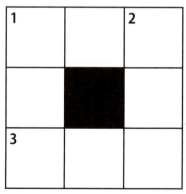

タテの鍵
1　停車場のトップの部屋。
2　くるまの中の照明。

ヨコの鍵
1　西部劇に出てくる，今で言うなら長距離バス。
3　屋外を照らすもの。

8 真ん中の漢字は？

真ん中の □ に入る漢字を1字入れてください。答えがいくつもある場合があります。

① 優 □ 席

② 待 □ 室

③ 名 □ 屋

④ 参 □ 者

⑤ 飛 □ 場

⑥ 古 □ 屋

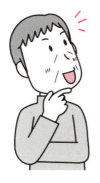

9 "ワ"の常用漢字を完全制覇(せいは)

　常用漢字は全部で **2136** 字です。その内，"ワ"の漢字は全部で8字です。では，8つの漢字の問題に挑戦してください。カタカナの振り仮名は音読み，ひらがなの振り仮名は訓読みです。

① 和(ワ)
「和をもって貴(とうと)しとなす。」は誰の言葉でしょう？

② 話(ワ)
電話は，1876年，アメリカのベルが発明しました。
では最初に電話で話をした外国語は？

③ 賄(ワイ)
賄賂，収賄などは，あまり良い意味ではありません。
では，「賄賂」はどう読むのでしょう。

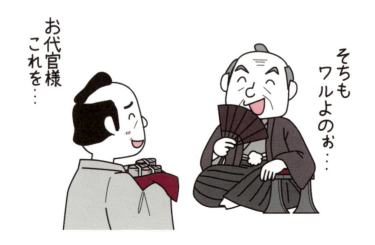

④ 脇（わき）

「脇があまい」とはどういうことでしょうか。

　ア　備えがしっかりしていないので，すきをみせやすい。
　イ　両脇に座る人がいない。

⑤ 惑（ワク）

私たちの地球は，惑星（わくせい）でしょうか？　恒星（こうせい）でしょうか？

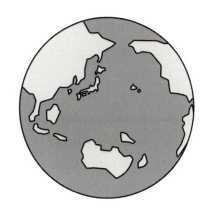

⑥ 枠（わく）

「わく」は訓読みです。では，音読みは？

　ア　ソツ
　イ　音読みは無い

⑦ 湾（ワン）

　東京が面している湾は，東京湾。

　では，名古屋が面している湾はなんというでしょう。

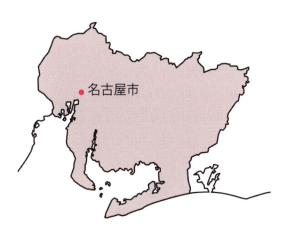

⑧ 腕（ワン）

　ある人のとてもたよりになる部下のことをなんというでしょう。

10 "ロ"の常用漢字を完全制覇

　常用漢字は全部で **2136** 字です。その内，"ロ"の漢字は全部で 19 字です。では，19 の漢字の問題に挑戦してください。カタカナの振り仮名は音読み，ひらがなの振り仮名は訓読みです。

① 呂（ロ）

カタカナのロは，この「呂」から作られた。○か×か。

② 炉（ロ）

使い捨てカイロの「ロ」は「炉」である。○か×か。

③ 賂（ロ）

賄賂の「賂」です。では，訓読みではどう読むのでしょう？　ただし，この読み方は常用漢字表にはありません。賄賂と同じ意味です。

　ア　まいない
　イ　ごまかし

④ 路（ロ）

漢字で「絲綢之路（シチュウシロ）」と書く道は，なんでしょう。

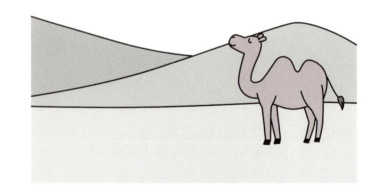

⑤ 露（ロ）

「露西亜」はどう読むのでしょう。つゆとは関係ありません。国の名前です。

⑥ 老
ロウ

中国のお酒といえば「老酒」です。では、これはどう読むのでしょうか。

　ア　ローシュー
　イ　ラオチュウ

⑦ 労
ロウ

労働の「労」です。では、「労う」はどう読むのでしょう。ただし、この読み方は常用漢字表にはありません。

　ア　ねぎら（う）
　イ　うやま（う）

⑧ 弄
ロウ

「弄ぶ」はどう読むのでしょう。

⑨ 郎
ロウ

太郎さんの郎です。では、幼い頃「九郎」と呼ばれた源氏の武将は？

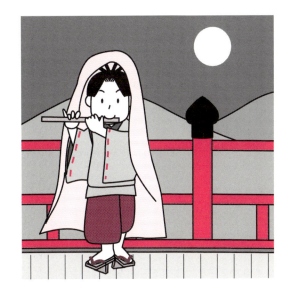

⑩ 朗
ロウ

一朗さんの「朗」です。では、「朗らか」はどう読むのでしょう。

⑪ 浪
ロウ

明治の恋愛小説『不如帰（ほととぎす）』の主人公の名は、浪江（なみえ）である。○か×か。

⑫ 廊(ロウ)

絵を展示して売っているところはなんというでしょう。

＊ヒント：○廊

⑬ 楼(ロウ)

「春高楼(コウロウ)の花の宴(エン)」ではじまる歌の名は？

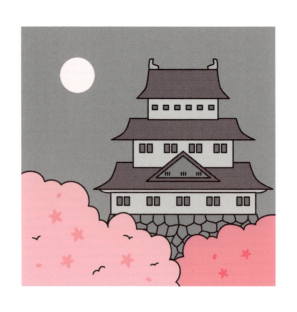

⑭ 漏(ロウ)

秘密が漏(も)れることは「漏洩(ロウエイ)」。では、電気が漏れることは？

⑮ 籠(ロウ)

「籠を背負って行く」の「籠」はなんと読むのでしょう。

⑯ 六(ロク)

六文銭はどこの旗印でしょう。

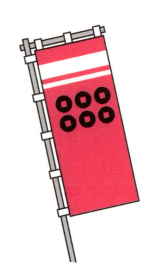

⑰ 録(ロク)

録音は、音を記録すること。では、映像を記録することは？

⑱ 麓(ロク)

富士山麓の「麓」です。では、訓読みは？

⑲ 論(ロン)

『論語』は誰の言葉を集めたものでしょう。

11　こんな漢字あったっけ

　花子さんが電話で漢字を5つ説明しています。どういう漢字でしょう？

① 「ずばり，もんの中に鳥居がある字よ。」

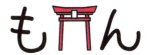

② 「言偏にいつつのくち。わかるでしょ，この字。」

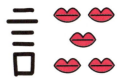

③ 「言偏ににんじゃのにんのある字！　すぐわかるわね。」

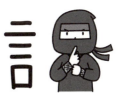

④ 「さとの下に火がもえている字。どうわかる？」

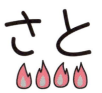

⑤ 「さらの上につぎという字！かんたんでしょ。」

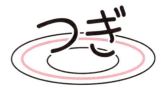

12 人気！ 漢字判じ絵②

何と読むでしょう。

①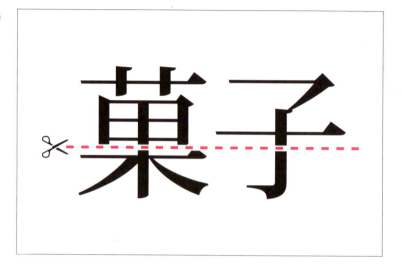

②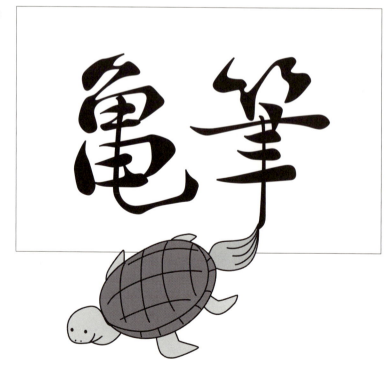

③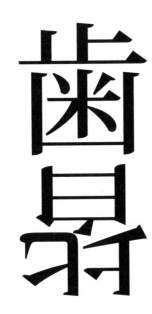

④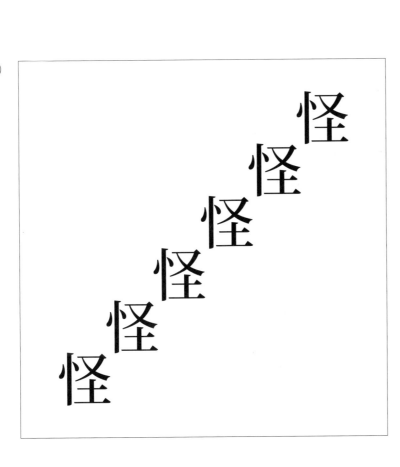

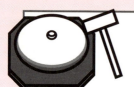

漢字クロスワードパズル

1マスに漢字1字を入れてください。

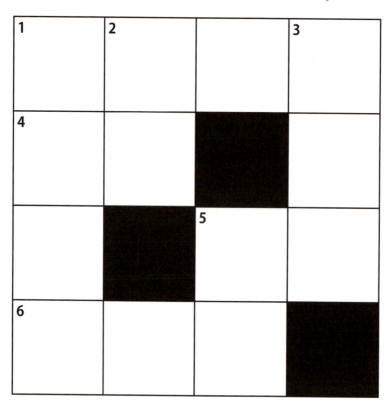

タテの鍵

1 なんてことを言うんだ。とんでもないことだ。
2 文章は，○○を読まなくては，読んだことにならない。
3 この薬，こんなに飲んだら死んでしまう。
5 ついに○○に乗ったな。

ヨコの鍵

1 彼は立派だ，言ったことはやる。
4 言葉と言葉の間。
5 とっても多いこと。
6 王妃マリー・アントワネットは，○○○の露と消えた。

13　街で見かけたおかしな漢字

1ヵ所なんだかおかしいところがあります。正しい漢字に直してください。

① 小口借用金庫

*ヒント：銀行の看板のようです。

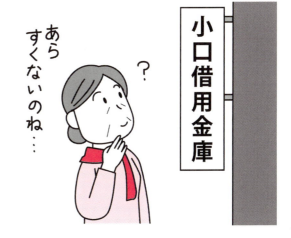

② 中央御売市場

*ヒント：小売業者に魚や野菜を売る市場があるようです。

③ 行下注意

*ヒント：鉄道のガードをくぐろうとしたとき目に止まりました。

④ 横着者あり。注意！

*ヒント：道を自動車で走っているとき，ありました。

⑤ 線路に落ちた物は，系員にお申しつけください

*ヒント：駅に表示してありました。

14　似た物熟語クイズ

　世の中には対になった熟語や似た熟語があります。次の問題に答えてください。

① 毎週出る雑誌は、| 週 | 刊 | 誌 |

では、毎月出る雑誌は？

|　| 刊 | 誌 |

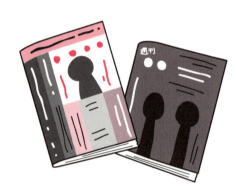

② いつも心がけることは、| 安 | 全 | 運 | 転 |

では、絶対してはいけないことは？

| 飲 |　| 運 | 転 |

③ 速い列車は，急行

では，ゆっくりの列車は？

☐行

④ 体のぐあいが悪い時に行くのは，病院

では，きれいになりに行くのは？

☐☐院

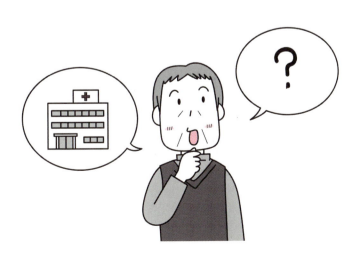

15　漢字なぞなぞ②

次の漢字はどんな漢字でしょう。あててください。

① 雨の下にカタカナが1字あります。冷たいです。

② 牛がおてらのわきにいます。

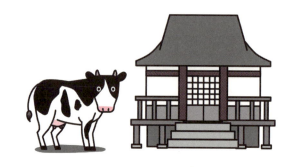

③ お金をうしなうのはいやですね。

④ 顔にあります。さかさまにしても同じです。2つ対になっています。

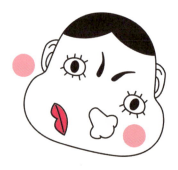

⑤ 山の上に山があります。

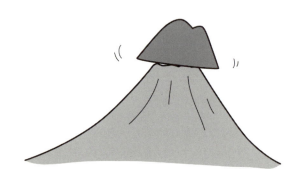

16 読めると嬉しくなる漢字 10

こんな漢字，読めたらいいですね。

① 麗しい

② 寿ぐ

③ 灑ぐ

④ 慶ぶ

⑤ 健やか

⑥ 優しい

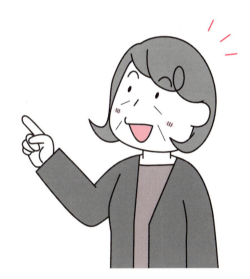

⑦ 鏤める　＊ヒント：ダイヤを○○○める。

⑧ 掬う

⑨ 慈しむ

⑩ 霾る　＊ヒント：黄砂が降ること。○○○る。

17 定番二字熟語漢字パズル①

問題は，小学校で習う漢字でできています。空いている □ にあてはまる漢字を入れてください。外に向かって読みます。ちなみに小学校で習う漢字は全部で **1026** 字です。

例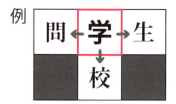

① 行□貨／色

② 化□信／灯

③ 底□元／本

④ 線□栄／源

⑤ 生／頭□祖／手

18　よく見かけるけど,どんな意味?

　よく使われる漢字ですが,その意味は?　と聞かれると,思わず,うーん!?
　正しい方を選んでください。

① **肖像画** の **肖** ってどんな意味?
　ア　似る
　イ　顔

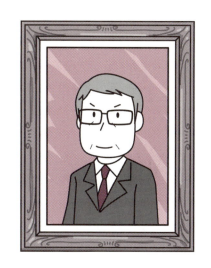

② **迂回路** の **迂** ってどんな意味?
　ア　ゆっくり
　イ　遠まわり

③ **観光** の **光** ってどんな意味?
　ア　けしき
　イ　太陽

④ **回送** の **回** ってどんな意味?
　ア　一回二回の回
　イ　家へかえるのかえる

⑤ **事故** の **故** ってどんな意味?
　ア　ふつうでないことがら
　イ　むかし

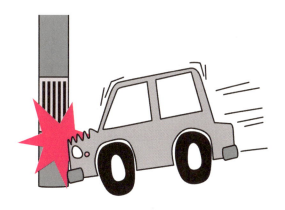

19　人気！漢字判じ絵③

今回のテーマは鳥です。いったいどんな鳥でしょう。

①
和
和和和

②
進め

③

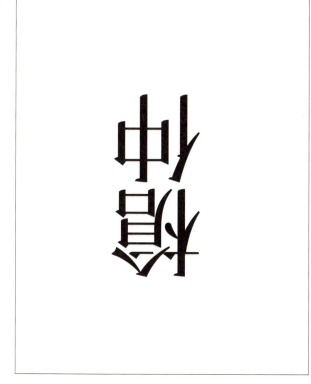

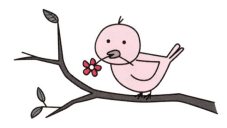

④

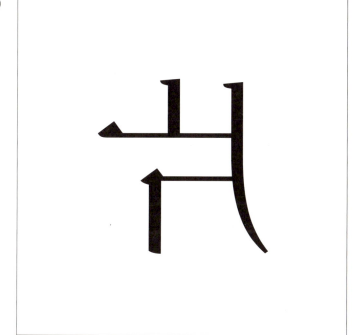

20　この文章，読めますか？

わからない字は，勘で読んでください。

① 妻のねがいが，ついに叶いました。

② 母は，あんころもちをたくさん拵えました。

③ 一入暑さがきびしい
夏でございました。

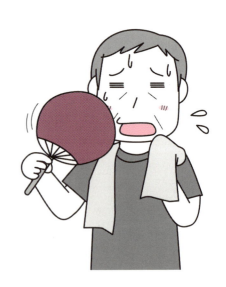

④ 彼は，慌てて走り出したので転んでしまいました。

⑤ 慥かあの人は，テレビに出ていたはずだ。

⑥ 人ごみを躱しながら集合場所に急ぎました。

21　漢字で記憶力アップ！①

　表の漢字と裏の漢字は，2字違います。
　では，どの漢字が，違うでしょう？
　まず20秒，表の漢字を見つめ，それから裏の漢字を見て，表と違う漢字を見つけてください。二字熟語になります。

春	河	国
草	在	破
木	城	山

直感で答える方法もアリです。

寿	河	国
草	在	長
木	城	山

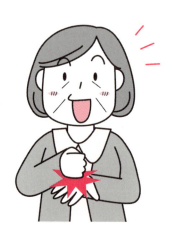

22 定番二字熟語漢字パズル②

問題は，小学校で習う漢字でできています。空いている □ にあてはまる漢字を入れてください。矢印の方向に読みます。ちょっと難しいです。頑張って答えてください。

例

下	録	誤
念	記	述
上	者	手

①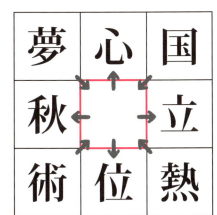

②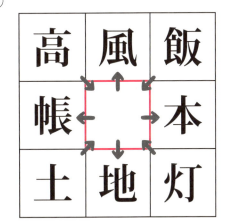

③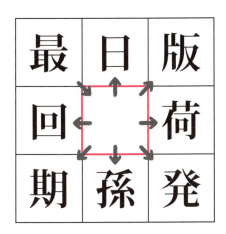

④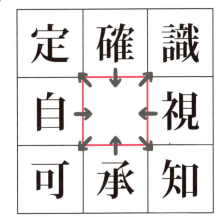

23　点ある？　ない？　クイズ

　漢字を書いていて，よくここ点あったっけ？　と戸惑うことがあります。
　では，次の漢字はどちらが正しいでしょうか？

① 敷く
　 敷く

② 契約
　 契約

③ 恵む
　 恵む

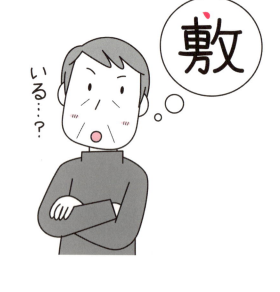

④ 食べる
　 食べる

⑤ 専門
　 専門

⑥ 補う
　 補う

⑦ 救う
　 救う

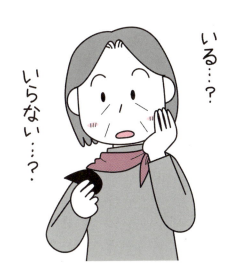

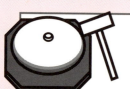

漢字クロスワードパズル

1マスに漢字1字を入れてください。

タテの鍵

1　最近のカレンダーでは，最初にくる場合があります。
2　冬に，草や木の枝に水分が凍りついてできる美しいもの。
3　マリオネットなど。
5　催し物などをみて楽しむ人。
7　造船の時の儀式。
10　おしろのあるじ。

ヨコの鍵

1　仲人。
4　能の演目の一つ。継体天皇の寵愛を受けた照日の前の話。
6　○○月歩。
8　命に激しい影響を及ぼす物質。
9　天智天皇が作らせた，唐・新羅の攻めてくるのに備えた堤防。
11　杓子定規なこと。

24　漢字早口言葉

　漢字だけの早口言葉です。最初はゆっくり，慣れてきたら速く言ってみましょう。

　止まらずに最後まで言えたら，繰り返し言ってみます。何回言えるでしょうか。

① 石高三十三万三千三百三十三石
（こくだかさんじゅうさんまんさんぜんさんびゃくさんじゅうさんごく）

② 美学娯楽苦学独学
（びがくごらくくがくどくがく）

③ 東京特許許可局
（とうきょうとっきょきょかきょく）

④ 実地調査後事情聴取
（じっちちょうさごじじょうちょうしゅ）

⑤ 新設新事務所七十坪
（しんせつしんじむしょななじっつぼ）

⑥ 旅客機旅行客待合室
（りょかっきりょこうきゃくまちあいしつ）

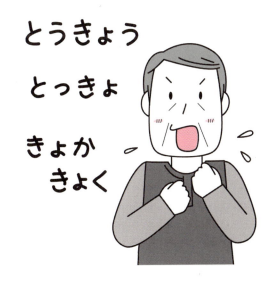

25 同音異義語を楽しもう

同音異義語が交った文があります。□で囲ったひらがなの部分を漢字にしてください。もちろん，違った漢字が入ります。

① あの しんり 学の本に書かれていることは しんり だ。

② 山田さんは，みんなが きょうちょう して，楽しい会にすることを きょうちょう した。

③ 鈴木さんは，この大きな きかい を動かす きかい を失いました。残念です。

④ 花子さんは，急に倒れた友達に どうじょう して，救急車に どうじょう し病院まで行きました。

⑤ 私は，この こうじょう で，技術の こうじょう に努めます。

⑥ いろいろなことを頭の中に そうぞう して，すばらしい芸術作品を そうぞう しよう。

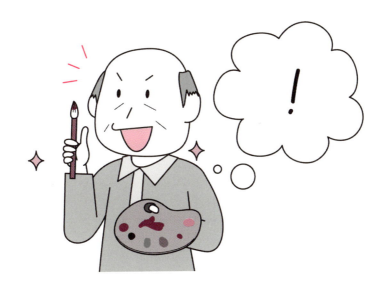

26　二通りの読み方がある漢字を楽しもう

　１つの漢字で二通りの訓読みのある漢字があります。下線の部分を読んでください。

① 伊藤さんは，優れた優しい人物だ。

② 教師は，子どもたちを育て育む人だ。

③ 角のある動物が，あの角を曲がって行った。

④ 著しい世界の発展を，この度，本に著しました。

⑤ この薬は，あまりに苦くて，飲むとなんだか苦しくなります。

⑥ このラーメンは，とても辛く，食べるのが辛くなります。

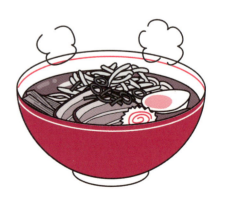

27　漢字で記憶力アップ！②

表の漢字と裏の漢字は，3字違います。
では，どの漢字が，違うでしょう？
　まず20秒，表の漢字を見つめ，それから裏の漢字を見て，表と違う漢字を見つけてください。三字熟語になります。

歴	史	市	役
所	三	葉	虫
思	慮	理	店
酒	屋	再	会

直感で答える方法もアリです。

歴	史	市	役
所	七	葉	虫
神	慮	理	店
酒	屋	再	福

28 漢字の貨物列車

漢字の貨物列車があります。今はばらばらに不規則につながっています。規則正しくつながるように、並べ替えてください。

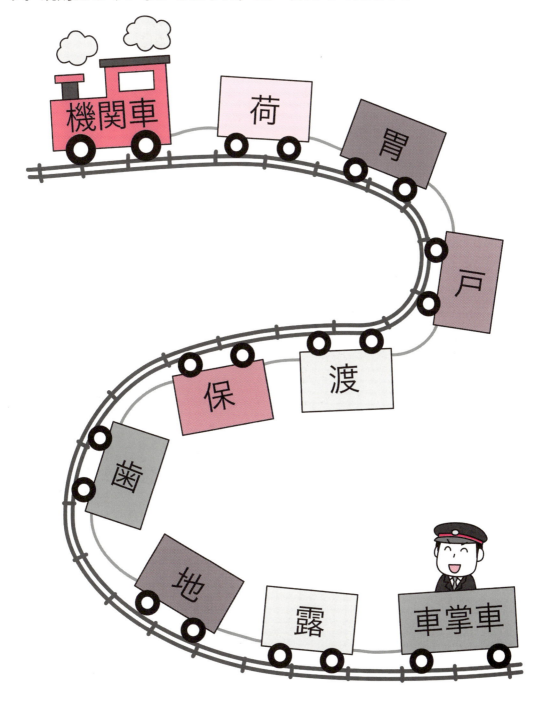

47

29 人気！漢字判じ絵④

人気の漢字判じ絵です。今回は魚ばかり集めてみました。
なんと読むのでしょう？

① 間　間　間

② 岩　岩　岩　岩

③

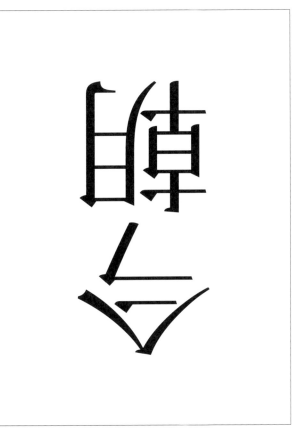

④

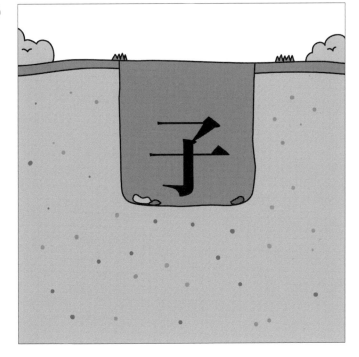

30　三字熟語，四字熟語を探そう

三字熟語が 3 つかくれています。見つけてください。

科	小	教
腐	湯	説
家	書	豆

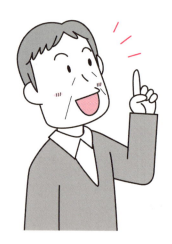

四字熟語が4つかくれています。どんどん見つけてください。

交	気	通	代
入	正	常	全
大	試	安	時
異	象	験	学

31 俳句や蛸はどう数えるの？

　日本語は，ものによって数え方が違います。例えば，鉛筆は一本，二本と数えます。
　では，①から⑥の□に入るものを，2つの内から選んでください。

① 俳句　一□，二□，…
　（文　　句）
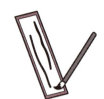

② 川　一□，二□，…
　（本　　線）
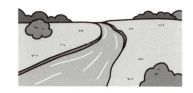

③ 竜　一□，二□，…
　（尾　　匹）
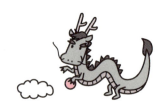

④ 写真　一□，二□，…
　（葉　　片）
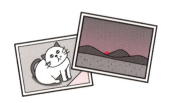

⑤ 椅子　一□，二□，…
　（脚　　子）
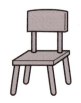

⑥ 蛸　一□，二□，…
　（足　　杯）
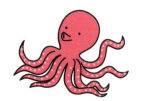

32 伏字を楽しむ

駅の張り紙が，汚れて読めません。隠れている文字を当ててください。

① このエレベーターは，点検中です。別のエレベーターをご利用ください。

② ホームでは，黄色い線の内側を歩いてください。

③ エスカレーターでは，歩かないでください。

④ 雨で，ホームは滑りやすくなっています。

⑤ ホームでは3列になって，並んでお待ちください。

⑥ スマホを使いながらの乗り降りはおやめください。

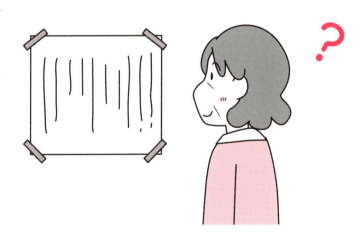

33　縦の棒，横の棒

　漢字は主に縦の棒と横の棒でできています。例えば，三は，横の棒3本でできています。
　では，次の漢字はどんな漢字でしょう。マッチ棒やつまようじでやると分かりやすいです。

① 　横の棒2本でできている漢字は？

② 　縦の棒3本でできている漢字は？

③ 　縦の棒1本，横の棒1本でできている漢字は？

④ 　縦の棒1本，横の棒2本でできている漢字は？

⑤ 　縦の棒1本，横の棒3本でできている漢字は？

⑥ 　縦の棒3本，横の棒1本でできている漢字は？

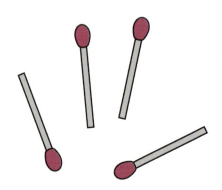

34 一石二鳥

真ん中の □ に漢字1字を入れて、一挙に漢字を2つ作ってください。例えば、右のように。

例：訪, 放

言｜方｜攵

① 木 □ 主

② イ □ 隹

③ 氵 □ 争

④ 火 □ 頁

⑤ 其 □ 券

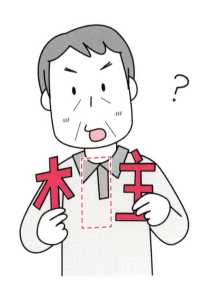

35 常用漢字に挑戦　熟語編

常用漢字表にある読み方です。20 選びました。挑戦してください。

① 海女

② 笑顔

③ お神酒

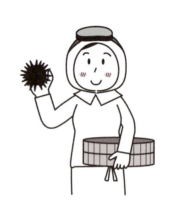

④ 神楽

⑤ 固唾

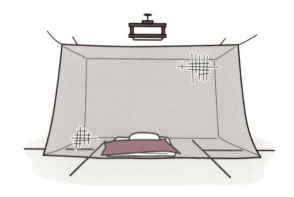

⑥ 蚊帳

⑦ 果物

⑧ 玄人

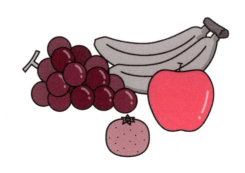

⑨ 桟敷

⑩ 五月雨

⑪ 相撲

⑫ 足袋

⑬ 名残

⑭ 波止場

⑮ 日和

⑯ 土産

⑰ 八百長

⑱ 浴衣

⑲ 寄席

⑳ 若人

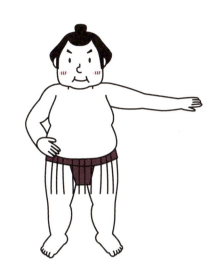
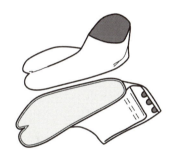
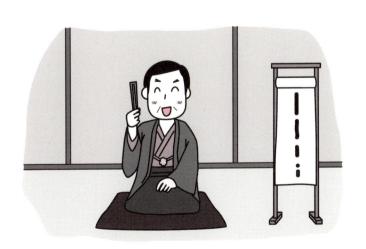

解 答

1 隠れている漢字はなんでしょう 小学校1年生編（p.5）
①月　②空　③足　④水　⑤大　⑥川

2 隠れている漢字はなんでしょう 小学校2年生編（p.6）
①道　②絵　③読　④行　⑤形　⑥社

3 お寿司屋さんのネタ（p.7）
①ま**ぐろ**　②た**い**　③**え**び　④**いか**　⑤**さ**ば
⑥う**に**　⑦は**まち**　⑧**ひら**め

4 町の案内板，間違い探し（p.8）
①交左点→交**差**点　②公演→公**園**　③**飴**→**雨**　④摂**市**→摂**氏**
⑤大特**化**→大特**価**　⑥地火鉄→地**下**鉄　⑦**遠**り抜け→**通**り抜け

5 貼り紙を裏から見ると（p.10）
①後方注意（こうほうちゅうい）　②駐車禁止（ちゅうしゃきんし）
③只今準備中（ただいまじゅんびちゅう）　④推奨銘柄（すいしょうめいがら）　⑤自家製麺（じかせいめん）

6 漢字なぞなぞ①（p.11）
①像→象　②木→林→森，一→二→三　③血→皿　④瓜　⑤墨
⑥水に「、」をつける。氷になる。

7 人気！漢字判じ絵①（p.12）
①トンネル　※豚(トン)寝る。　②タイ　※板(いた)が逆さま。
③暇つぶし　※つぶした「暇」。　④反対　※反転した「対」。

●漢字クロスワードパズル ライト級（p.14）

異	口	同	音
星	■	一	信
人	知	■	不
■	事	情	通

おまけ

駅	馬	車
長	■	内
室	外	灯

8 真ん中の漢字は？（p.15） ※答えは他にもある場合があります。

①先　②合　③古　④加　⑤行　⑥本

9 "ワ"の常用漢字を完全制覇（p.16）

①聖徳太子　②日本語　※アメリカ留学中の伊沢修二（後に教育家）と金子堅太郎（後に政治家）がベルを訪問し，通話した。　③ワイロ　④ア　⑤惑星　⑥イ　※枠は，日本で作った漢字（国字）なので音読みは無い。　⑦伊勢湾（イセワン）　⑧右腕（みぎうで）

10 "ロ"の常用漢字を完全制覇（p.18）

①○　②○　※懐炉と書く。　③ア　④シルクロード　⑤ロシア　⑥イ　⑦ア　⑧もてあそ（ぶ）　⑨源義経（みなもとのよしつね）　※九男だったのでそう呼ばれた。　⑩ほが（らか）　⑪×　※浪子（なみこ）。夫は武男（たけお）。作者は徳富蘆花（とくとみろか）。　⑫画廊　⑬「荒城の月」　※楼は，たかどの。　⑭漏電　⑮かご　⑯信州の真田家　⑰録画　⑱ふもと　⑲孔子（こうし）

11 こんな漢字あったっけ（p.21）

①開　②語　③認　④黒　⑤盗

12 人気！ 漢字判じ絵②（p.22）

①貸切　※菓子を切る。　②万年筆　※亀は万年。　③花見　※皆（みな）がひっくり返って。　④怪談　※「怪」が段々になっている。

●漢字クロスワードパズル ミドル級（p.22）

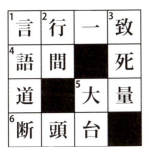

13 街で見かけたおかしな漢字（p.25）

①借用→信用　②御売→卸売　③行下→桁下（けたした）　④横着者→横断者　⑤系員→係員

14 似た物熟語クイズ（p.26）
①月　②酒　③鈍　④美容

15 漢字なぞなぞ❷（p.28）
①雪　②特　③鉄　④目　⑤出

16 読めると嬉しくなる漢字10（p.29）
①うるわ（しい）　②ことほ（ぐ）　③そそ（ぐ）　④よろこ（ぶ）　⑤すこ（やか）　⑥やさ（しい）※心がやさしいこと。　⑦ちりば（める）　⑧すく（う）※水などをすくうこと。　⑨いつく（しむ）　⑩つちふ（る）

17 定番二字熟語漢字パズル①（p.30）

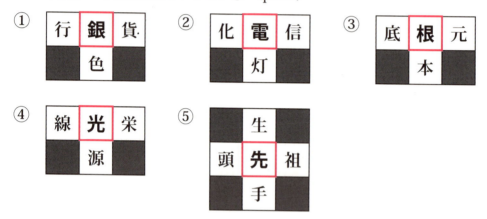

18 よく見かけるけど，どんな意味？（p.31）
①ア　②イ　③ア　④イ　⑤ア

19 人気！漢字判じ絵❸（p.32）
①ワシ　※和4。　②スズメ　③カナリヤ　※仲，槍が逆さま。　④タカ　※片が反対向き。

20 この文章，読めますか？（p.34）
①つまのねがいが，ついにかないました。
②ははは，あんころもちをたくさんこしらえました。
③ひとしおあつさがきびしいなつでございました。
④かれは，あわててはしりだしたのでころんでしまいました。
⑤たしかあのひとは，テレビにでていたはずだ。

⑥ひとごみをかわしながらしゅうごうばしょにいそぎました。

21　漢字で記憶力アップ！① (p.35)

長，寿。

寿	河	国
草	在	長
木	城	山

22　定番二字熟語漢字パズル② (p.37)

① 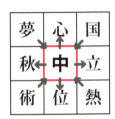　② 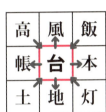　③ 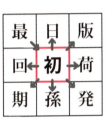　④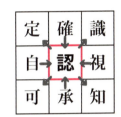

23　点ある？　ない？　クイズ (p.38)

①ある（**敷**く）　②ない（**契**約）　③ない（**恵**む）　④ある（**食**べる）　⑤ない（**専**門）　⑥ある（**補**う）　⑦ある（**救**う）

●漢字クロスワードパズル　ヘビー級 (p.40)

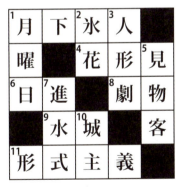

25　同音異義語を楽しもう (p.42)

①心理，真理　②協調，強調　③機械，機会　④同情，同乗　⑤工場，向上　⑥想像，創造

26　二通りの読み方がある漢字を楽しもう (p.44)

①すぐれた，やさしい　②そだて，はぐくむ　③つの，かど　④いちじるしい，あらわし　⑤にがく，くるしく　⑥からく，つらく

27　漢字で記憶力アップ！② (p.45)

七, 福, 神。

歴	史	市	役
所	**七**	葉	虫
神	慮	理	店
酒	屋	再	**福**

28　漢字の貨物列車 (p.47)

「イロハ順」に並び替える。

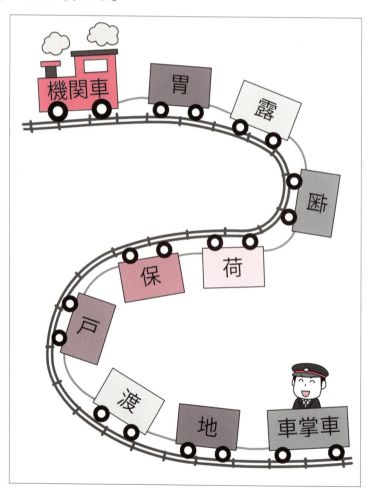

29　人気！ 漢字判じ絵④ (p.48)

①秋刀魚（さんま）　※3間（さんま）。　②鰯（いわし）　※岩4（いわし）。　③鮭　※「今朝（けさ）」がひっくり返って。　④穴子（あなご）　※穴の中の子。

30　三字熟語，四字熟語を探そう（p.50）

三字熟語：教科書・湯豆腐・小説家

四字熟語：交通安全・入学試験・大正時代・異常気象

31　俳句や蛸はどう数えるの？（p.52）

①句　②本　③匹　④葉　⑤脚　⑥杯　※一杯は，「いっぱい」。

32　伏字を楽しむ（p.53）

①点（検）中，別の　②黄，内　③歩か　④雨，滑　⑤列，並　⑥使，乗

33　縦の棒，横の棒（p.54）

①二　②川　③十　④土，上，土，干　⑤王　⑥山

34　一石二鳥（p.55）

①木（林，柱）　②言（信，誰）　③青（清，静）　④丁（灯，頂）　⑤月（期，勝）

35　常用漢字に挑戦　熟語編（p.46）

①あま　②えがお　③（お）みき　④かぐら　⑤かたず
⑥かや　⑦くだもの　⑧くろうと　⑨さじき　⑩さみだれ
⑪すもう　⑫たび　⑬なごり　⑭はとば　⑮ひより
⑯みやげ　⑰やおちょう　⑱ゆかた　⑲よせ　⑳わこうど

編者紹介

脳トレーニング研究会

　知的好奇心を満たし，知的教養を高めるクイズ，脳トレーニング効果のある楽しいクイズを日夜，研究・開発している研究会。著書に，『バラエティクイズ＆ぬり絵で脳トレーニング』『シニアのための記憶力遊び＆とんち・言葉クイズ』『シニアのための記憶力遊び＆脳トレクイズ』『シニアのための笑ってできる生活力向上クイズ＆脳トレ遊び』『シニアの脳を鍛える教養アップクイズ＆記憶力向上遊び』『シニアが毎日楽しくできる週間脳トレ遊び－癒しのマンダラ付き－』『シニアの面白脳トレーニング222』『コピーして使えるシニアの漢字で脳トレーニング』『コピーして使えるシニアの脳トレーニング遊び』『クイズで覚える日本の二十四節気＆七十二候』『孫子の兵法で脳トレーニング』『コピーして使えるシニアの漢字トレーニングクイズ』『コピーして使えるシニアの漢字楽楽トレーニング』がある。

［お問い合わせ］
黎明書房（☎ 052-962-3045）まで

コピーして使えるシニアの漢字なぞなぞ＆クイズ

2019年2月10日　初版発行	編　者	脳トレーニング研究会
2019年4月30日　2刷発行	発行者	武馬　久仁裕
	印　刷	株式会社太洋社
	製　本	株式会社太洋社

発　行　所　　　　　株式会社　黎明書房

〒460-0002　名古屋市中区丸の内3-6-27　EBSビル　☎ 052-962-3045
　　　　　　FAX 052-951-9065　振替・00880-1-59001
〒101-0047　東京連絡所・千代田区内神田1-4-9　松苗ビル4階
　　　　　　　　　　　　　　　　　　　　　　☎ 03-3268-3470

落丁本・乱丁本はお取替します。　　　　　　ISBN978-4-654-05992-8
© REIMEI SHOBO CO., LTD. 2019, Printed in Japan

コピーして使えるシニアの漢字トレーニングクイズ

脳トレーニング研究会編　B5・64頁　1650円

シニアの漢字トレーニング①　身近な漢字を使って楽しく脳トレーニング！　毎日使う常用漢字2136字から選りすぐった漢字を中心に，クイズ，パズル，ゲームなど様々なトレーニングを満載。2色刷。

本書のワンステップ上を楽しみたい方の漢字脳トレ本！

クイズで覚える難読漢字＆漢字を楽しむ一筆メール

脳トレーニング研究会編　B5・64頁　1500円

里斯本，娚はどう読む？　「骸骨を乞う」ってなんのこと？　水府はどこのこと？　難読漢字や故事成語などに親しみ，語彙力アップ！　漢字を駆使して近況を伝える愉快な一筆メール例文付き。

クイズで覚える日本の二十四節気＆七十二候

脳トレーニング研究会編　B5・67頁　1500円

啓蟄，清明，芒種，小暑……とは？　日本の細やかな季節の変化を表わす「二十四節気」「七十二候」を，クイズを通して楽しみながら覚えられる1冊。関連する和歌や俳句を分かりやすい解説付で収録。

俳句の不思議，楽しさ，面白さ
―そのレトリック―

武馬久仁裕著　四六・179頁　1700円

「なぜ，俳句は，ネットのような横書きで鑑賞してはいけないのか？」「なぜ，碧梧桐の『赤い椿白い椿と落ちにけり』は『赤い椿』が先に来るのか？」など，俳句の不思議を次から次へと解き明かします。

シニアが毎日楽しくできる週間脳トレ遊び
－癒やしのマンダラ付き－

脳トレーニング研究会編　B5・67頁　1500円

シニアの脳トレーニング⑥　「曜日計算クイズ」など，1日1問の多種多様な脳トレで，1年間毎日楽しく脳を鍛えられます。記憶力や生活力，発想力や教養の向上に。「癒やしのマンダラ遊び」も収録。

シニアの面白脳トレーニング222

脳トレーニング研究会編　B5・65頁　1500円

シニアの脳トレーニング⑦　「簡単な難しい漢字」「今日も記念日」「宝物の巻物を解読しよう」「円周率を覚えよう」等，1冊で記憶力や推理力，ひらめき力・教養・感性等の能力を鍛えることができる。

コピーして使えるシニアの漢字で脳トレーニング

脳トレーニング研究会編　B5・68頁　1500円

シニアの脳トレーニング⑧　シニアが脳を効果的に鍛えられるように，漢字をテーマにしたクイズ，遊び，なぞなぞ，占い，記憶力トレーニングなど，漢字で思う存分脳トレが楽しめる。

コピーして使えるシニアの脳トレーニング遊び

脳トレーニング研究会編　B5・66頁　1700円

シニアの脳トレーニング⑨　とっさの判断力をつちかう「電気をつけよう」，計算力を高める「スーパーの大売出し」など，毎日飽きずにできる楽しいクイズやパズル，遊びを数多く収録。カラー頁8頁。

孫子の兵法で脳トレーニング

脳トレーニング研究会編　B5・79頁　1700円

人生の導きの書，ビジネスの指南書として人気の「孫子の兵法」をクイズに。"戦わずして勝つ""遠回りの道をまっすぐの道にする"などの，孫子の兵法をクイズでマスターできる。カラー口絵3頁。

表示価格は本体価格です。別途消費税がかかります。

■ホームページでは，新刊案内など，小社刊行物の詳細な情報を提供しております。「総合目録」もダウンロードできます。
http://www.reimei-shobo.com/

俳句で楽しく脳トレしませんか。
黎明俳壇への投句のお誘い

シニアの皆さん。葉書でネットで気軽に投句してください。投句料は無料です。

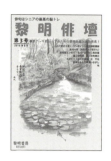

1. **投句**：投句は1回につき2句まで。下記の住所に葉書もしくは，メールにて小社内の黎明俳壇係にお送りください。投句料は無料です。

   〒460-0002　名古屋市中区丸の内3-6-27　EBSビル　黎明書房　黎明俳壇係
   E-mail：mito-0310@reimei-shobo.com　Tel：052-953-7333

   未発表作品に限ります。二重投句はご遠慮ください。選者が添削する場合がございます。投句の際は，ご住所・お名前（ふりがな）・電話番号を明記してください。詳しくは小社ホームページをご覧いただくか，係までお問い合わせください。小社ホームページは「黎明書房」で検索できます。

2. **選句発表**：特選，秀逸，佳作の作品を，隔月に小社ホームページ上に発表します。また，年2回（2月，8月を予定）発行の冊子『黎明俳壇』（オールカラー）に掲載させていただきます。特選，秀逸，佳作の作品掲載の冊子『黎明俳壇』は，特選，秀逸の方には送らせていただきます。冊子『黎明俳壇』（既刊1～3号）は，定価500円（送料込）です。ご注文は直接小社へ。代金は切手可。

3. **お願い**：掲載されました特選，秀逸，佳作の作品は，小社刊行物に使わせていただくことがあります。

4. **選者**：武馬久仁裕（黎明書房社長，俳人）

※詳しくは小社ホームページをご覧ください。

自費出版のご案内

○詩集・句集・歌集・自分史・論文集・小説・随筆集・社史　その他，お引き受けいたします。

○出版をご希望の方は，小社「自費出版係」まで，お気軽にお問い合わせください。
　Tel.052-953-7333　　E-mail：ito@reimei-shobo.com

○お見積もりは無料です。（小社の方針に沿わない場合は，出版をお引受けできない場合がありますのでご了承ください。）

＊自費出版については，小社ホームページにて詳しくご案内しております。

＊句集・歌集の場合は，通常よりお値打ちにさせていただきます。